HYGIÈNE

DE

L'OREILLE

PAR LE DOCTEUR

A. PUGNAT

(DE GENÈVE)

A notre époque de large vulgarisation, un autre élément d'action doit être mis en œuvre, l'individu lui-même doit être solli- cité, entraîné par un courant de l'opinion publique ; et, celle-ci, c'est à nous qu'il appartient de l'éveiller, de l'instruire et de la diriger.

(Dr GELLÉ.)

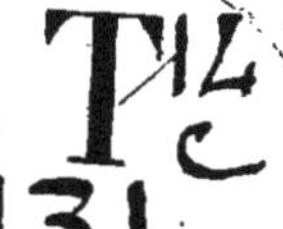

PARIS

A. MICHALON

LIBRAIRE - ÉDITEUR

26, RUE MONSIEUR-LE-PRINCE, 26

1903

HYGIÈNE

DE

L'OREILLE

Dr AMÉDÉE PUGNAT

HYGIÈNE

DE

L'OREILLE

> *A notre époque de large vulgarisation, un autre élément d'action doit être mis en œuvre, l'individu lui-même doit être sollicité, entraîné par un courant de l'opinion publique ; et, celle-ci, c'est à nous qu'il appartient de l'éveiller, de l'instruire et de la diriger.*
>
> (Dr GELLÉ.)

PARIS

A. MICHALON

LIBRAIRE-ÉDITEUR

26, RUE MONSIEUR-LE-PRINCE, 26

1903

A MONSIEUR LE Dr V. DELSAUX

DE BRUXELLES

Hommage reconnaissant.

HYGIÈNE

DE

L'OREILLE

AVANT-PROPOS

Jeune, on n'écoute pas l'auriste ;
Vieux, on ne l'entend plus.
(LERMOYEZ.)

Les maladies de l'oreille ont pour caractéristique :

1) *D'être très fréquentes.*

2) *D'être le plus souvent négligées ou soignées trop tard.*

3) *D'entraîner de ce fait la surdité, toujours, des complications intra-craniennes et méningées, souvent.*

4) *D'être très difficiles à guérir, quand elles ont évolué depuis longtemps.*

5) *De pouvoir cependant être évitées et en tout cas d'être curables, quand elles sont reconnues et soignées à temps.*

I. — Prétendre que les affections de l'oreille sont très fréquentes étonnera peut-être ! Cependant von Trœltsch a dit avec raison que sur trois adultes pris au hasard, deux au moins ont l'oreille malade et la statistique nous apprend qu'en France sur 100 hommes réformés du service militaire, 27 le sont pour surdité.

II. — Que les maladies de l'oreille soient parfaitement négligées, nul n'y peut contredire.

Si l'on s'émeut à l'apparition du plus léger trouble de la vue, on reste par contre indifférent à un écoulement d'oreilles qui dure depuis des années ; les causes de cette inégalité sont multiples et d'ordre varié : remarquons dès l'abord que la surdité, quand elle n'atteint qu'une oreille, reste insoupçonnée, grâce à la suppléance exercée par l'oreille saine, jusqu'au jour où, parvenue à un degré extrême, elle est remarquée, souvent trop tard pour être susceptible de guérison.

Il arrive aussi, et ceci est pour ainsi dire la règle chez l'enfant, qu'une audition défectueuse est mal interprétée et est mise sur le compte de l'inattention ; tel élève, qui à l'école est puni et à la maison reçoit les verges, n'est souvent pas un distrait, mais bien plutôt un sourd.

Ainsi les maladies de l'oreille, quand elles ne provoquent pas de douleurs, passent longtemps inaperçues ou sont méconnues.

Ceci explique, et peut-être excuse, la lenteur avec laquelle le malade se décide à se faire soigner, mais n'explique pas l'indifférence professée pour une affection de l'oreille, dûment reconnue. Il faut chercher ailleurs ; or les préjugés si nombreux qui ont cours en matière d'affection auriculaire nous en donnent la raison : tel ce préjugé, choisi entre mille, d'après lequel un écoulement d'oreilles est chose salutaire et doit être respecté ! Il coûte chaque année nombre de vies humaines ou condamne à la surdité des milliers de personnes qui laissent, sans broncher, la suppuration détruire leur appareil auditif.

Le public, que les notions modernes de

l'asepsie et de l'antisepsie ont fini par pénétrer, croit encore qu'elles ne sont pas applicables à l'oreille : on panse la moindre égratignure avec du sublimé et l'on continue à verser dans une oreille qui suppure la traditionnelle infusion de camomilles, toute fourmillante de bactéries !

III. — Les conséquences de cet état de choses ne se font pas attendre : à côté de la surdité, qui devient surdi-mutité, quand la perte de l'audition se produit avant l'âge de cinq ans, il faut ranger les complications habituelles de l'otorrhée : mastoïdites, méningites, abcès du cerveau et du cervelet, dont on peut dire qu'elles naissent de l'incurie et de l'ignorance des malades. D'après Lermoyez, le *Bulletin municipal de statistique* enregistre à Paris chaque semaine 20 à 30 décès par méningite simple ; l'oreille pourrait revendiquer au moins la moitié de ces cas.

IV. — Les affections de l'oreille, traitées trop tard, sont souvent incurables.

Le sourd qui attend dix ans avant de se faire soigner est comme un boiteux, qui laisserait des années durant sa hanche s'ankyloser ; tous deux auraient mauvaise grâce à demander à la médecine une guérison radicale. Heureux doivent-ils s'estimer s'ils obtiennent quelque amélioration.

V. — Graves par elles-mêmes, parfois néfastes dans leurs conséquences, les affections de l'oreille sont cependant curables, quand elles sont reconnues et traitées à temps ; or cette notion si banale n'a pas pénétré le public ; c'est quand il est trop tard que l'on songe à se soigner, quand des bourdonnements d'oreille intolérables et une surdité croissante donnent l'alarme ou lorsqu'éclatent avec fracas les symptômes d'une suppuration mastoïdienne. A l'heure où le patient se présente à nous, la maladie le plus souvent date de loin, a évolué sournoisement, créant des lésions irréparables, des destructions osseuses ou des ankyloses ; si le malade avait su, s'il avait été averti, il n'aurait pas différé ; il est donc nécessaire que chacun soit prévenu du danger qu'il court ou qu'il fait courir à ceux dont il a la garde, en n'accordant aux maladies de l'oreille qu'une indifférence aussi ignorante que coupable.

C'est le rôle et le devoir du spécialiste de

savoir et d'avertir, d'instruire les instituteurs, bien placés pour dépister la surdité débutante de l'écolier, de faire appliquer les règles de l'hygiène et de la prophylaxie auriculaires, afin que désormais ces cas de surdité incurable, désespoir du médecin et du malade, aillent en diminuant de fréquence. Il existe en effet une hygiène de l'oreille et un ensemble de mesures prophylactiques, qu'il y a lieu de préciser et de populariser ; c'est à quoi tend ce petit livre, écrit sans prétention scientifique et dont le but est de faire pénétrer partout des préceptes et des conseils, parfaitement ignorés du grand public, et que l'on ne rencontre pas toujours ni dans les traités d'hygiène, ni dans les traités spéciaux consacrés aux maladies de l'oreille.

CHAPITRE I

Des agents nuisibles qui produisent les maladies de l'oreille.

I. — Ils sont nombreux : les uns agissent directement sur l'oreille ; tels les coups, les brusques changements de la pression atmosphérique, etc.

II. — Les autres qui n'atteignent l'oreille que par l'intermédiaire des organes voisins, nez, pharynx, bouche, sont constitués par les maladies infectieuses de ces organes.

III. — Un troisième groupe est représenté par les causes qui favorisent l'infection de l'oreille.

IV. — Dans un quatrième groupe, on peut ranger les maladies générales, qui retentissent d'une manière fâcheuse sur l'organe de l'ouïe.

§ I. — Les corps étrangers de l'oreille ont été et sont encore la source d'accidents, parfois mortels ; si quelques-uns de ces corps pénètrent par hasard dans le conduit, la plupart y sont introduits par les enfants, qui, comme on sait, goûtent fort ce genre d'amusement. Or un corps étranger le plus souvent n'est pas dangereux par lui-même ; il le devient par les tentatives d'extraction dont il est l'objet. Voici comment : « Un enfant intro-« duit un corps étranger dans son oreille : « on ignore sa sottise, tout va bien. Un beau « jour, il la révèle : voilà la famille alarmée, « et, du même coup, l'oreille en danger. « Transporté en toute hâte chez le pharma-« cien ou le médecin le plus voisin, l'enfant « est victime, neuf fois sur dix, de la manœu-« vre suivante : avec ou sans le secours d'un « spéculum, sans autre éclairage que celui « que lui fournit la fenêtre plus ou moins « claire de la pièce où il se trouve, le plus « souvent même sans chercher à voir le corps « du délit, l'opérateur introduit une pince « dans l'oreille. Au moment où l'instrument « s'ouvre, le contact de ses mors avec les « parois du conduit détermine une douleur « qui se traduit par un brusque mouvement

« du malade ; le corps étranger, heurté par
« la pince, est refoulé plus loin. Une deuxième
« tentative est suivie des mêmes effets ; le
« conduit blessé devient de plus en plus
« sensible et saigne. Troisième essai : l'en-
« fant crie, pleure, agite tête, pieds et mains ;
« la pince introduite à tâtons refoule le corps
« étranger encore plus profondément. Heu-
« reux doit être estimé le malade, si le méde-
« cin dès lors découragé, s'arrête inquiet de
« ce premier résultat : enclavement du corps
« étranger, otite externe qui en rendra l'ex-
« traction désormais plus difficile. Si l'auriste
« improvisé est plus tenace, ce n'est pas seu-
« lement la sortie du corps étranger qui est
« compromise : c'est l'oreille, c'est la vie de
« l'enfant qui sont mises en danger. N'arrivant
« pas à ses fins, le chercheur perd patience,
« farfouille férocement dans le conduit,
« rompt la membrane du tympan derrière
« laquelle disparaît le corps étranger, et à la
« fin ramène triomphalement parfois un osse-
« let, jamais l'objet cherché (Lermoyez). »

Les conséquences de ce genre d'interven-
tion sont variées : la moins grave est une
rupture du tympan ; ce peut être aussi une
paralysie faciale avec la difformité qu'elle

entraîne ; mais le plus souvent, c'est une inflammation purulente de l'oreille, qui peut aboutir à une méningite ou déterminer un abcès du cerveau ! « Ainsi, chaque année, « nombre d'enfants sont médicalement tués « de par le monde, dont l'histoire reste natu- « rellement ignorée, et, chose plus incroyable « encore, certains d'entre eux n'ont pas de « corps étranger dans l'oreille (Schwartze). »

C'est le cas de répéter avec Heister : « *Chirurgus mente prius et oculo agat, quam* « *manu armata.* »

On le voit, le rapport de cause à effet, entre un bouton de guêtre introduit dans l'oreille et une méningite mortelle, pour si éloigné qu'il paraisse, n'en existe pas moins ! Ces quelques lignes contiennent donc tout un enseignement : s'il arrive qu'un corps étranger soit introduit dans l'oreille intentionnellement ou non, il est sage d'aller droit au spécialiste, qui seul a qualité pour l'extraire, sans passer auparavant par des mains incapables, qui d'un accident de peu d'importance font un véritable drame. Si tel était l'usage, le professeur Politzer n'aurait pas eu l'occasion de constater que sur cent malades qui ont des corps étrangers du conduit, dix à peine arrivent intacts chez le spécialiste.

Bien que ne produisant pas des accidents aussi dangereux, l'habitude de faire percer le lobule de l'oreille ne laisse pas que d'être nuisible, quand on confie cette petite opération à des mains profanes, à l'horloger du coin par exemple, dont les instruments peuvent être brillants, mais ne sont point aseptiques. Si donc l'on sacrifie à cette mode barbare et primitive des boucles d'oreilles, il faut attendre pour ce faire que l'enfant soit un peu grande, qu'elle ait atteint quatorze ou quinze ans. Que le chirurgien, et le chirurgien seul, soit chargé de cette minuscule opération, qui, quand elle est faite malproprement, entraîne des complications.

On doit éviter également de suspendre aux oreilles des pendants trop lourds qui finiraient par sectionner le lobule.

§ II. — Un grand fait domine la pathologie auriculaire et partant l'hygiène : l'infection. La connaissance de ses causes, des voies qu'elle suit pour arriver jusqu'à l'oreille, des effets qu'elle y produit, nous fournira de précieuses indications prophylactiques. D'autochtones qu'elles semblaient être autrefois, les affections de l'oreille, dans leur majorité, nous apparaissent de plus en plus comme la conséquence d'états pathologiques des organes voisins, comme le dernier terme d'une longue série morbide ; dans aucune autre région de l'économie, la loi de solidarité organique ne se manifeste avec autant d'éclat. L'examen anatomique à lui seul le fait comprendre : l'oreille moyenne en effet n'est qu'un diverticule de la cavité formée par les fosses nasales, le pharynx et cette région qui leur est commune et les relie, le naso-pharynx ; diverticule et cavité communiquent par un conduit musculo-membraneux, la trompe d'Eustache. Or la muqueuse qui tapisse le nez et le pharynx se continue, sans subir de changement appréciable, le long de la trompe, pour aller recouvrir l'oreille moyenne, séparée de l'extérieur par la membrane du tympan. On comprend dès lors que l'inflammation de la muqueuse de la cavité naso-pharyngienne se propage jusque dans l'oreille moyenne pour y déterminer des otites.

Nous pouvons résumer ainsi les faits précédemment indiqués :

1) *La plupart des maladies de l'oreille sont*

la conséquence directe des diverses affections de la gorge et du nez.

2) L'existence de ces affections et surtout leur répétition doivent constituer pour le malade un sérieux avertissement ; un simple coryza, un vulgaire enchifrènement n'étant souvent que le prélude de la surdité.

Nous exposerons plus loin l'ensemble des règles et des mesures prophylactiques qu'il convient d'adopter pour combattre l'infection.

§ III. — Prévenir valant mieux que guérir, on s'attachera à éviter toutes les causes qui favorisent l'infection. Le froid, le froid humide surtout, est un ennemi redoutable ; il agit *directement* sur le nez ou la gorge, en amenant des angines et des coryzas, ou *indirectement* par le froid aux pieds, dont la fâcheuse réputation est parfaitement justifiée ; il faut donc avoir soin :

1) De ne pas sortir la tête découverte ; ceci s'applique surtout aux enfants ;

2) De ne pas porter les cheveux trop courts ; MM. Miot et Baratoux considèrent une abondante chevelure comme un moyen de protection naturelle de l'oreille ; ils ont raison. On ne saurait assez recommander de

laisser croître la chevelure des enfants et d'attendre aussi longtemps que possible avant de la supprimer ; quand l'âge sera venu pour le jeune garçon de porter les cheveux courts, on choisira l'été pour le conduire chez le coiffeur.

3) D'avoir une chaussure solide et imperméable, ce qui parfois ne suffira pas à éviter le froid aux pieds ; dans ce cas, ne pas hésiter à porter deux paires de chaussettes minces, qui protègeront plus efficacement du froid qu'une seule paire de chaussettes épaisses, et les changer chaque jour ; se munir également de trois paires de chaussures, de manière à ne remettre jamais une bottine, qu'elle n'ait séché pendant deux jours.

4) D'éviter soigneusement les courants d'air, et si l'on ne peut s'y soustraire, en voyage par exemple, de boucher le conduit auditif avec un tampon d'ouate.

§ IV. — L'oreille est certainement de tous nos organes celui qui est le plus exposé aux atteintes pathologiques :

1) Par propagation directe, comme nous l'avons vu, quand les organes voisins, nez et gorge, sont malades.

2) Par la voie sanguine, dans toutes les affections générales de l'organisme : diabète, rhumatisme, syphilis, tuberculose, etc. Il n'est pas une maladie générale qui ne puisse laisser comme trace de son passage des altérations de l'organe auditif.

Voici la conséquence pratique à tirer de ces faits :

L'individu, adulte ou enfant, qui a souffert d'une maladie générale dont il est guéri, devrait faire contrôler l'état de son audition ; il arriverait souvent que le spécialiste dépisterait ainsi les premiers signes d'un mal, qui autrement ne se révèlerait qu'au jour où il serait devenu difficilement curable.

C'est ainsi qu'il est fréquent, comme l'a montré Heymann, que la rougeole produise des otites, dont quelques-unes évoluent sans aucun symptôme apparent ; l'attention n'étant pas attirée du côté de l'oreille, la surdité s'installe sournoisement, progresse librement, pour n'éclater et ne devenir manifeste que de longues années après. Et cependant un traitement approprié aurait arrêté le mal dans sa marche progressive.

CHAPITRE II

Notions générales d'hygiène de l'oreille.

Du haut en bas de l'échelle sociale, le nettoyage quotidien de l'oreille, est généralement fait à rebours du bon sens : les uns se servent d'un coin de serviette, mouillé d'eau, qui n'enlève pas, mais refoule dans la profondeur la cire de l'oreille ; cette manœuvre, répétée chaque jour, finit par déterminer la formation d'un bouchon cérumineux ; les autres, et ce sont les plus nombreux, s'arment de tout ce qui leur tombe sous la main pour extraire la cire de leurs oreilles : du bec de plume jusqu'à l'épingle à cheveux, tout est bon pour cette petite opération, qui, ainsi faite, a le plus souvent pour résultat de provoquer des furoncles de l'oreille.

Doit être aussi proscrit le cure-oreilles, qu'il soit en éponge ou en ivoire ; il suffit, comme le conseille Lermoyez, d'enrouler simplement sur le bout d'une allumette, un peu d'ouate stérilisée, que l'on imbibe d'eau de Cologne ; cet instrument aussi inoffensif que peu coûteux servira à frotter l'entrée du conduit.

Jamais on ne doit introduire de l'eau dans l'oreille quand on fait sa toilette ; l'humidité est favorable à l'éclosion d'un eczéma du conduit.

Il faut s'abstenir également de renifler de l'eau froide ; on crée et on entretient ainsi un coryza, qui tôt ou tard retentira sur l'oreille.

De plus, il est recommandable de ne jamais se laver la tête en hiver avec de l'eau trop froide ; on risque d'y gagner la surdité ; c'est à cette imprudence quotidienne que Beethoven fut redevable de la surdité qui l'atteignit si jeune.

Ainsi on se souviendra que l'oreille n'aime pas l'eau.

Attirons encore l'attention sur un fait peu connu : les personnes qui ont une perforation du tympan, dont le plus souvent elles ignorent l'existence, sont exposées à couler bas, quand elles plongent ou qu'elles nagent ; un très grand nombre de morts subites qui se produisent pendant le bain, n'ont pas une autre cause ; il n'est même pas nécessaire qu'il existe une perforation du tympan, il suffit qu'une partie du tympan soit cicatricielle ou atrophiée, pour qu'une rupture ait lieu, sous le choc produit par l'eau ; il est donc d'une prudence élémentaire que les personnes qui ont eu un écoulement d'oreilles ou qui sont simplement un peu sourdes ne se risquent dans l'eau qu'après avoir obturé l'entrée du conduit avec un tampon d'ouate, enduit de vaseline, afin que toute pénétration d'eau soit rendue impossible.

Il n'est pas inutile non plus de rappeler que ceux dont l'audition n'est plus normale, qui ont eu ou ont encore une affection de l'oreille, doivent éviter soigneusement le voisinage de la mer ; il est prouvé en effet qu'un séjour à la plage, loin de les améliorer, aggrave singulièrement les affections de l'oreille.

Que les sourds ou les candidats à la surdité se détournent de la mer, comme d'une ennemie ; qu'ils aillent au contraire à la montagne, qui influence très favorablement l'audition et améliore souvent des otites restées stationnaires.

Si l'oreille n'aime pas l'eau, elle n'aime pas

davantage les substances variées, réputées calmantes, mais aussi dangereuses qu'inefficaces, dont on abreuve le conduit auditif. Sous quelque prétexte que ce soit, il faut se refuser à ces bains dangereux. Pour avoir versé dans son oreille quelques gouttes d'alcali volatil, un malade, cité par MM. Miot et Baratoux, eut un écoulement d'oreilles, atrocement douloureux, qui fut suivi de la perte totale de l'ouïe.

C'est par centaines qu'on pourrait rapporter des cas semblables. Rappelons ici les paroles d'un spécialiste des plus distingués, le D\ Hamon du Fougeray :

« Ce sont surtout des substances liquides
« que l'on introduit dans le conduit auditif.
« Les uns conseillent le lait, l'huile de camo-
« milles, d'amandes douces, les autres, le
« laudanum, l'éther, l'eau de Cologne, le chlo-
« roforme, l'ammoniaque, la teinture d'iode,
« ou bien encore l'eau de guimauve, la décoc-
« tion de feuilles de noyer, etc., etc., il serait
« trop long d'en faire ici l'énumération. Tous
« ces moyens sont nuisibles la plupart du
« temps, plusieurs sont dangereux ; ils peu-
« vent, et cela arrive bien souvent, détermi-
« ner des inflammations, qui amèneront la

« suppuration de la caisse du tympan et une
« surdité souvent définitive. »

Il est inutile de porter du coton dans les
oreilles, ce qui a pour effet d'entretenir de
l'humidité dans le conduit auditif. Ne failli-
ront à cette règle que :

1°) Les personnes atteintes d'une perforation sèche du tympan : dans ce cas, le port
d'un tampon d'ouate protègera l'oreille contre
les poussières.

2°) Certains malades, qui, atteints d'une
affection de l'oreille, se trouvent très mal
d'être exposés à des bruits intenses; l'usage
du tampon d'ouate est alors parfaitement
justifié.

Tous ceux enfin qui ont souffert de l'oreille
ou qui sont sujets aux coryzas et aux pha-
ryngites, devront s'abstenir du tabac ou ne
fumer que modérément; ils renonceront également à souffler la fumée par le nez, ce qui
a pour effet d'entretenir dans le naso-pharynx
une inflammation chronique, qui finira par
s'étendre à l'oreille.

Les soins quotidiens de la bouche, surtout
après le repas et avant le coucher, sont aussi
nécessaires à la conservation des dents qu'à
celle de l'oreille ; la carie dentaire se com-

plique parfois de bourdonnements et d'écoulements d'oreilles, qui n'ont d'autre cause qu'une dent mauvaise ; en soignant la bouche, on protège ainsi sans s'en douter l'appareil auditif.

Ne jamais se moucher en soufflant fortement, les deux narines étant closes simultanément ; on détermine ainsi une élévation de pression, qui est nuisible à l'oreille ; chez l'enfant, cette pratique risque de faire pénétrer des mucosités septiques dans la caisse du tympan ; il faut se moucher à la paysanne, c'est-à-dire en soufflant alternativement par l'une et par l'autre narine.

C'est une chose qu'il faut non seulement pratiquer soi-même, mais enseigner aux autres et particulièrement aux enfants.

CHAPITRE III

Hygiène du nouveau-né et du nourrisson.

*Le nombre des infirmes de l'organe
de l'ouïe est considérable à l'âge de
21 ans ; or, ce sont les maladies de
l'enfance qui font les sourds de cet
âge.*

(Gellé).

C'est dès la naissance qu'il faut surveiller
l'organe de l'ouïe, car l'enfant qui vient au
monde est déjà exposé à contracter des maladies de l'oreille. Les précautions et les soins
que réclament les nouveau-nés et les nourrissons peuvent être résumés ainsi :

1) Préserver l'enfant du coryza, qui constitue pour le nouveau-né un véritable danger : danger pour la vie, car un enfant dont
le nez est obstrué abandonne le sein de sa

nourrice pour respirer par la bouche, partant ne peut plus téter et risque ainsi de succomber à l'inanition ; danger pour l'oreille, car celle-ci se prend, quand le nez est malade ; elle suppure, sans même qu'une tache de pus sur l'oreiller révèle l'existence d'un écoulement, qui se fait en sourdine par la trompe d'Eustache dans le pharynx. C'est ainsi que plus d'un tiers des nourrissons suppurent de l'oreille, et qu'un bon nombre d'entre eux deviennent irrémédiablement sourds et par conséquent sourds-muets, toute surdité totale avant l'âge de 5 ans entraînant la surdi-mutité.

Pour éviter le coryza, il est nécessaire de veiller à ce que l'enfant soit chaudement vêtu ; il faut aussi prendre garde que l'eau du bain ne pénètre ni dans son nez, ni dans ses oreilles.

2) Si malgré des soins attentifs, il survient de l'enchifrènement, il ne faut pas commettre l'imprudence de faire des injections d'eau boriquée dans le nez ; on se procure simplement un tube compte-gouttes et de l'huile mentholée à deux pour cent ; on couche l'enfant sur le dos et trois fois par jour on verse cinq à six gouttes de cette huile dans chaque narine. Ce faisant, on rétablit la perméabilité du nez, on assure l'antisepsie des fosses

hasales et on prévient l'éclosion d'une inflammation de l'oreille.

3) On ne doit enlever le cérumen du conduit qu'une fois par semaine, au moyen d'un peu d'ouate, enroulée autour d'une allumette ; il est inutile de procéder à des soins plus répétés.

4) Eviter d'exposer l'enfant à des bruits trop violents, à partir du troisième mois surtout ; « défendre les promenades dans les « endroits bruyants, près des gares où sifflent « les locomotives, autour des foires où ton-« nent les trombones, où claquent les tirs. « Moins bien partagée que l'œil, l'oreille n'a « pas de paupières pour la protéger contre « les excitations violentes qui l'offensent (Ler-« moyez). »

Enfin il est bon d'interdire à la nourrice l'habitude de battre des mains près de la tête de l'enfant, ou de l'embrasser sur l'oreille : une rupture du tympan avec épanchement sanguin peut être la conséquence de cette preuve d'amour, trop énergique et mal placée,

CHAPITRE IV

Hygiène de l'Enfant.

> *La période qui s'étend de deux à quinze ans est le moment de la vie où se décide la conservation ou la perte de l'ouïe.* (LERMOYEZ).

C'est en effet la période où l'enfant contracte le plus fréquemment les fièvres éruptives, où il est le plus exposé aux angines et aux maux de gorge, et par conséquent aux maladies de l'oreille. Mais c'est aussi le moment de la vie où la curabilité des affections de l'oreille est la plus grande. C'est donc à cet âge que les parents doivent surveiller avec un soin jaloux l'état de l'ouïe de leurs enfants, de manière qu'une surdité commençante ne passe pas inaperçue ou ne soit pas rapportée à une autre cause.

2.

On observera donc les règles suivantes :

1) Tout enfant doit pouvoir respirer facilement par le nez.

Si tel n'est pas le cas, les parents doivent s'alarmer ; nez bouché et oreille malade sont en effet deux choses qui marchent de pair ou qui se suivent de très près.

Or cette gêne de la respiration nasale peut-être due à plusieurs causes, dont nous ne mentionnerons que la plus fréquente et de toutes la plus importante : les végétations adénoïdes. Sous ce terme, on entend l'hypertrophie d'une masse glandulaire, de tous points semblable aux amygdales et située sur la voûte du pharynx, au-dessus de l'orifice postérieur des fosses nasales. A l'occasion de simples rhumes de cerveau ou des maladies infectieuses de l'enfance, cette troisième amygdale augmente de volume, grossit, envahit l'arrière-nez et détermine un ensemble de troubles variés, qu'il y a lieu d'indiquer. Les enfants, porteurs de végétations adénoïdes, respirent la bouche ouverte, ne savent pas se moucher, parce qu'ils ne le peuvent pas, ronflent en dormant ; ils ne grandissent pas, restent malingres, souffreteux ; à tout instant, ils sont atteints d'angines et de coryzas. Les uns ont de fréquents accès de faux-croup ; les autres ont des bronchites à répétition, que rien ne semble expliquer ; mais tous ou presque tous entendent mal : car les végétations hypertrophiées obturent l'orifice pharyngé des trompes d'Eustache.

De plus, l'infection part de ces végétations pour de là aller envahir l'oreille et créer des otites : ainsi naissent des écoulements d'oreilles, qui, en dépit de tous les lavages à l'eau de camomilles, résistent et s'éternisent ou des catarrhes de l'oreille qui, d'aigus deviennent chroniques et travaillent sournoisement à ankyloser l'oreille.

Qu'on se pénètre donc bien de l'idée qu'*un enfant qui respire la bouche ouverte est un candidat à la surdité ou même à la surdi-mutité, s'il est très jeune*.

2) Un enfant sujet aux angines à répétition doit être surveillé de très près.

Qu'il y ait ou qu'il n'y ait pas de végétations adénoïdes concomitantes, la répétition même des angines doit rendre la mère attentive : il existe dans ce cas une hypertrophie des amygdales, source constante d'infections, qui tôt ou tard atteindront l'oreille. La quiétude n'est donc pas de mise ; le mot « ça passera avec l'âge » aura comme conséquence une surdité, qui, pour n'apparaître que tardivement, n'en existera pas moins.

3) Un enfant distrait n'est très souvent qu'un sourd.

Nous avons déjà eu l'occasion de le dire, mais nous ne le répéterons jamais assez : tel enfant qui ne répondant pas ou répondant de travers aux questions qu'on lui pose, est taxé d'inattentif, n'est fréquemment qu'un sourd au début ; à la maison, il reçoit les verges, à l'école de mauvaises notes, alors qu'il devrait ne recevoir que des soins intelligents.

Donc avant d'accuser l'enfant, on doit s'assurer par un examen sommaire, de l'état de son audition ; si celle-ci est défectueuse, des soins sont indispensables ; un traitement bien conduit vaudra mieux que des punitions injustifiées.

En résumé, les parents doivent se convaincre que l'enfance est la période de la vie, où les oreilles sont le plus menacées, où elles sont le plus exposées à subir l'action nuisible de l'infection.

De ce fait découle pour eux le devoir de surveiller l'audition de leurs enfants et, à la moindre alerte, de leur faire donner les soins nécessaires, car, comme l'a dit von Trœltsch, « l'avenir intellectuel d'un enfant est en rap- « port direct avec l'état de son audition. »

CHAPITRE V

Les maladies de l'oreille à l'école.

*Les conditions de l'audition ne
sont nulle part plus impor-
tantes à étudier qu'à l'école.*

(Gellé.)

§ I. — Les sourds de l'école.

Il existe toute une catégorie d'enfants,
dont la surdité ne se manifeste qu'à l'école ;
ce sont, comme on les a appelés, les sourds
de l'école ; ces derniers, qui, dans tout autre
milieu que la classe, semblent jouir d'une
audition normale, présentent à l'école des
signes non douteux d'altération du sens de
l'ouïe : « La famille de l'enfant dur d'oreilles
« ignore le plus souvent et néglige cette infir-
« mité. Aussi bien ces enfants ne sont sourds

« que relativement aux études scolaires ;
« partout ailleurs ils semblent entendre com-
« me tout le monde ; la surdité débute. Mais
« avec le temps et les maladies inévitables
« de l'enfance et de l'adolescence, la surdité
« deviendra trop évidente ; aussi serait-ce
« rendre un grand service à la société et aux
« familles que de les avertir du fait, après
« l'examen à l'école de la capacité auditive
« des enfants. » (Gellé.)

Or « l'enfant apprend par l'oreille ; c'est
« par là qu'on le commande, qu'on le dirige,
« qu'on lui trace ses devoirs, qu'on les lui
« explique ; qu'on le conseille, qu'on le
« blâme, qu'on le loue. C'est par là qu'il
« subit l'action la plus pénétrante du maître :
« la leçon orale établit en effet, la plus
« intime communion intellectuelle entre
« l'élève et le maître.

« Tout ce qui tend à diminuer ces rapports
« nécessaires, devient fatalement une cause
« d'arrêt dans les progrès de l'enfant, et
« nuit au développement rapide de son intel-
« ligence.

« Au moins devient-il toujours plus diffi-
« cile, et souvent impossible à l'enfant, dont
« l'oreille est dure, de suivre dans le cours

« des études scolaires ses compagnons bien
« entendants vers les classes plus élevées. »
(Gellé.)

De nombreux auteurs ont fait ressortir les
conséquences funestes de la surdité infan-
tile, l'influence néfaste qu'elle exerce sur
l'intelligence ; von Trœltsch a dit : « C'est
« par le sens de l'ouïe que se fait presque
« entièrement la première éducation morale
« et intellectuelle de l'enfant, non seulement
« avant de savoir lire, mais même plus tard.
« Les instituteurs nous diront que les enfants
« atteints de dureté de l'oreille, sont généra-
« lement turbulents ou rêveurs, et qu'en rai-
« son de la difficulté qu'ils ont à suivre les
« leçons ou une conversation, ils ont de
« la peine à concentrer leurs pensées sur
« un sujet déterminé, à moins que leurs
« aptitudes naturelles ou l'éducation qu'ils
« reçoivent, ne réagissent contre la funeste
« influence de la surdité. »

Et Itard a écrit : « Si écouter est une
« jouissance pour un enfant qui entend dis-
« tinctement, c'est au contraire un travail
« fatigant, un effort continuel d'attention
« souvent au-dessus de son âge, pour celui
« qui entend confusément. Dans l'enfance,

« tout ce qu'on n'entend pas nuit à ce qu'on
« entend, et toute phrase entendue incom-
« plètement est une phrase perdue. La parole
« cesse d'être écoutée, parce qu'elle exige
« une attention trop soutenue. »

Ces conséquences désastreuses pour l'intelligence et l'instruction de l'enfant ne sont
pas temporaires, elles s'étendent à la vie
tout entière : « Quoi d'étonnant, dès lors, si
« ces enfants deviennent pour la plupart des
« hommes aux idées peu pratiques, au carac-
« tère indécis, faisant preuve d'un défaut
« étonnant de logique, bavardant à tort et à
« travers, des hommes en un mot offrant un
« cachet particulier. » (von Trœltsch.)

Ces faits méritent donc une sérieuse attention, d'autant plus que les sourds de l'école
sont légion : Weill à Stuttgart a trouvé que
35 à 37 0/0 des élèves des écoles ne possé-
daient pas une audition normale ; la propor-
tion constatée par Moure est de 17 0/0. En
somme, on peut affirmer qu'en moyenne
30 0/0 des écoliers sont des non ou des mal
entendants.

§ II. — HYGIÈNE DE L'OREILLE A L'ÉCOLE.

Les quelques faits que nous avons exposés prouvent clairement qu'il existe un chapitre de l'hygiène scolaire, que quelques-uns soupçonnent, que la plupart ignorent et qui mérite cependant une attention éclairée ; le jour où cette vérité sera reconnue marquera déjà un grand progrès. Mais s'il est bon d'avertir, prévenir vaut mieux encore ; ici se pose la question de savoir quels moyens pratiques il convient d'employer pour lutter contre la surdité scolaire. Avec de nombreux auristes, nous croyons que l'examen systématique de l'audition s'impose chez tous les écoliers au commencement de l'année scolaire et constitue la mesure la plus simple et la plus efficace pour dépister les surdités ignorées (1). Dans la règle, un spécialiste devrait être chargé de cet examen ; seul il a qualité pour le faire. A ceux qui protesteraient au nom de la dépense qui en résulterait pour l'État, nous répondrons avec Rochard :

(1) On vient de créer à New-York un « Corps médical d'inspection des écoles ».

1° Que toute dépense faite au nom de l'hygiène est une économie;

2° Qu'il n'y a rien de plus dispendieux que la maladie.

Or la simple addition des vies, arrachées chaque année à la société par les complications de l'otorrhée, et des non-valeurs humaines que la surdité produit, représente un total, dont on est loin de soupçonner l'importance : ce serait donc une économie que de créer des postes d'auristes et, ajoutons, d'oculistes, qui seraient attachés aux écoles publiques.

Il est cependant possible de faire beaucoup avec les faibles moyens dont nous disposons actuellement; il suffirait que l'examen de l'acuité auditive soit fait chaque année par les régents ; cet examen permettrait de classer les écoliers en trois catégories :

1°) celle des élèves à audition normale ;

2°) celle des élèves dont l'audition est légèrement diminuée ;

3°) celle des élèves dont l'audition est fortement diminuée.

Cette classification une fois établie, l'instituteur, au lieu de placer les élèves en classe, dans l'ordre des lettres initiales de leur nom,

réserverait les premiers bancs aux mal entendants ; il est inutile d'insister sur les béné-
fices qu'en retireraient ces malheureux. A cela
ne se bornerait pas le rôle de l'instituteur :
dans une note écrite, adressée aux parents,
le régent avertirait ceux-ci de l'infirmité
constatée chez leurs enfants et des conséquences qu'elle peut avoir ; aux parents avertis de
faire ensuite leur devoir ; les indigents auraient
la ressource de conduire leurs enfants à l'auriste scolaire.

Mais comment déterminer l'acuité auditive
des élèves ? Le procédé le plus expéditif et
le plus sûr pour juger de l'acuité auditive d'un
écolier est la dictée au tableau noir, qu'a indiqué Gellé : « c'est une épreuve un peu lon-
« gue, mais que le maître peut faire en classe,
« d'autant mieux que tout l'intérêt est dans
« l'application au régime scolaire.

« L'élève se place au tableau noir, tournant
« le dos au maître ; du tableau à l'extrémité
« de la classe une raie, tracée sur le parquet,
« permet de calculer la distance en mètres
« et demi-mètres.

« Le maître, placé le plus loin possible du
« tableau, prend un des livres de la classe et
« dicte à haute voix, lentement, quelques

« mots, les uns à sons nasaux (mouvement,
« canon, contentement), et d'autres à sylla-
« bes rapides et courtes (rapidité, mobilité,
« conductibilité).

« Si l'élève hésite, n'écrit pas, attend, c'est
« qu'il n'a pas entendu à cette distance maxi-
« mum (8 mètres). Le maître se rapproche
« alors du tableau à 7 mètres, à 6, à 5 mètres,
« etc... jusqu'à ce que le sujet écrive nette-
« ment et sans hésitation, ni erreur. On a
« alors sa portée auditive pour la parole ; et
« l'on peut juger de ses aptitudes à entendre
« en classe, et le placer ensuite d'après cet
« examen de façon à ce qu'il ne perde rien
« de la leçon orale. » (Gellé.)

Mais la question des maladies de l'oreille
chez les écoliers ne se limite pas à la surdité.
S'il est des enfants à l'ouïe dure qu'il faut soigner, il en est aussi d'autres, aux oreilles sup-
purantes, auxquels il y a lieu d'interdire l'entrée de l'école ! Cette mesure, si draconienne
à première vue, est légitimée par les faits sui-
vants :

1) Les inflammations aiguës de l'oreille
sont parfois contagieuses.

Cette notion est de date récente ; c'est au
Dr Lermoyez que nous la devons ; c'est lui

qui, le premier, a fait remarquer qu'un enfant, atteint d'une otite, primitive ou secondaire à une maladie infectieuse, pouvait parfaitement contaminer d'autres enfants ; or l'otite aiguë peut être parfois d'apparence si bénigne, que l'écolier qui en est atteint continue à aller en classe, d'où une source de contagion jusqu'ici insoupçonnée ; il est donc tout indiqué de traiter les otitiques comme des rougeoleux ou des scarlatineux ; l'entrée de la classe doit leur être refusée jusqu'à guérison complète.

Il est nécessaire de vulgariser cette notion, afin que cette maladie soit classée parmi les affections transmissibles et que partant, des mesures soient prises pour s'opposer à sa propagation.

2) Un enfant atteint d'otite purulente chronique peut contaminer ses camarades.

Mais ici ce n'est pas l'otite elle-même qui est ou qui risque de devenir contagieuse, c'est l'affection primitive qui lui a donné naissance.

Il y a douze ans, le Dr Hamon du Fougeray écrivait déjà : « Ce qu'il faut bien rete-« nir et surtout mettre en pratique, et ce « soin incombe aux instituteurs, c'est de ne « jamais tolérer à l'école un enfant qui a un

« écoulement d'oreilles, non seulement par
« propreté et pour ne pas laisser la classe
« pleine de l'odeur repoussante qui s'en
« dégage, mais aussi dans l'intérêt même du
« petit malade et surtout de ses petits con-
« disciples. Dans le pus qui s'écoule de
« l'oreille, on a trouvé et on le trouverait
« bien plus souvent si on le cherchait, le
« microbe de la tuberculose qui amène la
« phtisie pulmonaire. Etant données les ha-
« bitudes des élèves, quoi de plus naturel de
« penser que de ses mains souillées de pus,
« l'enfant porteur de suppuration puisse, à
« un moment donné, inoculer à un de ses
« camarades cette terrible affection qui est
« la plaie de notre époque et fait plus de vic-
« times que toutes les épidémies de choléra.

« Il faut donc que le maître défende rigou-
« reusement l'entrée de son école à ceux qui
« suppurent. Il y va de la santé des autres
« élèves ; il faut, de plus, que les parents ne
« négligent rien, pour faire traiter leur en-
« fant malade, dont la vie est souvent mena-
« cée et qui, s'il ne meurt pas, deviendra
« fatalement sourd. Voilà des règles abso-
« lues d'hygiène qu'il faut savoir appli--
« quer. »

Depuis lors, des faits plus nombreux ont été mis au jour, qui démontrent la fréquence de la nature tuberculeuse des écoulements d'oreilles ; il est donc fort important que ces enfants soient soignés ; il est d'une prophylaxie élémentaire de les tenir éloignés de l'école aussi longtemps que leur affection ne sera pas guérie.

Mais il y a plus : l'examen systématique des oreilles des écoliers permettrait souvent de découvrir des tuberculoses méconnues.

Ostmann en effet a démontré que dans un très grand nombre de cas les enfants sourds appartenaient à des familles de tuberculeux et l'on peut avancer ce fait que là où il y a le plus de tuberculose il y a le plus de surdité parmi les enfants. Il s'ensuit que l'examen des écoliers dont l'audition est diminuée permettrait souvent de dépister une tuberculose familiale. A notre époque de lutte acharnée contre le fléau tuberculeux, toutes les armes sont bonnes dans ce combat ; l'otologie nous fournit une ressource inattendue pour découvrir la tare tuberculeuse chez des sujets dont souvent aucun autre signe ne permettrait de découvrir le vice héréditaire ; or ce sont précisément les enfants de tuberculeux que les efforts, dirigés contre l'extension du mal, doivent viser, pour prévenir chez eux l'éclosion de la terrible affection.

Il est évident que des mesures efficaces ne seront prises que le jour où l'on créera des postes de médecins auristes, chargés officiellement de l'examen de l'audition des écoliers; en découvrant chez eux un terrain prédisposé à la tuberculose, ils mettraient en œuvre tous les moyens possibles pour que ces sourds n'aillent pas dans la suite grossir l'armée innombrable des phtisiques.

CHAPITRE VI

Hygiène de l'adulte.

Nous en avons déjà exposé les principes généraux dans le deuxième chapitre ; nous rapportons ici quelques conseils dont on pourra profiter :

I. — Certaines personnes, qui souffrent de catarrhe de la trompe d'Eustache, recourent à une manœuvre spéciale, dès qu'elles ont la sensation que l'oreille est bouchée : le nez et la bouche étant tenus fermés, elles expirent fortement et obtiennent ainsi une amélioration temporaire de l'acuité auditive ; or, ce procédé, employé et répété sans discernement, est parfaitement dangereux : s'il soulage momentanément, il finit aussi par déterminer une atrophie et une distension du tympan, qu'il est fort difficile de guérir. Y recourir est un remède pire que le mal.

II. — L'adulte, qui s'aperçoit un beau jour qu'il entend mal, ne doit pas différer de se faire soigner, car à partir de trente ans, les affections de l'oreille deviennent de plus en plus difficiles à guérir.

Malheureusement on ne se doute souvent pas qu'on est sourd ; nous l'avons déjà dit et nous en avons indiqué la cause.

Or, ce que nous avons annoncé au sujet de la surveillance de l'audition chez l'enfant, s'applique également à l'adulte. Aussi est-il nécessaire que l'on fasse examiner de temps en temps l'état de son audition ; ceux-là surtout dont la profession rend nécessaire l'intégrité de l'ouïe ne doivent pas négliger de le faire ; les téléphonistes, les mécaniciens de chemins de fer, les chanteurs, etc., doivent considérer cet examen comme une nécessité professionnelle.

III. — Quand on ne peut pour une raison ou pour une autre se rendre chez le spécialiste, on doit charger un tiers de procéder à cet examen de l'acuité auditive, plutôt que de s'abandonner à une confiance parfois dangereuse.

Deux modes d'examen sont à la portée de chacun : l'examen par la parole et l'examen par la montre.

L'épreuve de la parole consiste à placer le sujet dont on veut déterminer l'acuité auditive, sur une chaise à l'extrémité d'une chambre ou mieux d'un corridor, à longueur connue d'avance ; le sujet doit tourner l'oreille vers la personne qui l'examine, sans pouvoir surprendre le mouvement des lèvres ; il doit obstruer soigneusement avec le petit doigt introduit dans le conduit auditif, celle des oreilles dont on n'étudie pas pour l'instant l'acuité. Au milieu d'un silence aussi complet que possible, on prononcera à voix chuchotée différents mots, tels que : contentement armement, mobilité, électricité, etc., que le sujet devra répéter ; s'il n'entend pas, on se rapprochera de lui peu à peu en ligne droite jusqu'à ce que tous les mots soient parfaitement perçus. En appréciant la distance à laquelle il entend nettement les mots chuchotés, on obtiendra la mesure de son acuité auditive ; celui qui n'entend pas la voix basse à moins de 6 mètres est un sourd, et comme tel doit être soigné, s'il veut éviter l'aggravation de sa surdité.

L'épreuve de la montre se pratique de la même façon ; on aura soin de tenir la montre à la hauteur de l'oreille qu'on examine ; si le bruit de la montre n'est perçu qu'à moins de 50 centimètres, on peut affirmer que l'audition est défectueuse.

IV. — La pratique des sports a parfois aussi des conséquences fâcheuses pour l'oreille :

1°) Les alpinistes devront craindre l'action du froid, qui se fait parfois si cruellement sentir aux altitudes élevées ; ils auront donc soin de protéger leurs oreilles au moyen de languettes de drap, qui couvrent le pavillon et viennent se rejoindre sous le menton ou au moyen de couvre-oreilles spéciaux en cellulose, employés communément en Angleterre.

Enfin, ils se rappelleront que la rupture du tympan peut se produire au cours des grandes ascensions ; au moment donc où ils éprouveront des bourdonnements d'oreilles, ils auront soin, le nez étant pincé, d'avaler plusieurs fois leur salive, ce qui aura pour effet de rétablir une pression égale sur les deux faces du tympan.

2°) Les bicyclistes se souviendront que tous ceux qui ont souffert ou qui souffrent de l'oreille ne doivent faire qu'un usage très modéré de la bicyclette ; il n'est pas rare en effet qu'un écoulement d'oreilles, depuis longtemps tari, reparaisse à la suite d'une course forcée ou qu'une surdité s'aggrave après une longue promenade à bicyclette. Les exemples ne manquent pas qui prouvent cette influence nuisible. Les candidats à la surdité auront donc tout intérêt à se ménager et à ne pas risquer l'avenir de leur audition dans une course prolongée.

3°) Les conducteurs d'automobiles, professionnels ou amateurs, n'oublieront pas non plus que ce sport est dangereux pour l'oreille,

1) Par le courant d'air violent, qui expose au catarrhe des voies respiratoires et des oreilles.

2) Par les poussières qui se déposent dans le nez, dans les oreilles et dans les bronches.

A ceux qui se livrent à ce sport, nous conseillons de prendre, avant chaque course les précautions suivantes :

1°) D'introduire alternativement dans chaque fosse nasale, gros comme un pois de pommade borico-mentholée et de renifler ensuite énergiquement ; ceci a pour effet d'enduire la surface de la muqueuse d'une couche protectrice.

2°) D'obturer l'orifice du conduit auditif avec un peu de ouate, en vue de soustraire l'oreille à l'action du courant d'air.

3°) De respirer la bouche fermée, ceci aussi bien dans l'intérêt de l'oreille que dans celui du poumon.

TABLE DES MATIÈRES

Imprimerie A. MICHALON, 26, rue Monsieur-le-Prince, Paris.